Td 140
12

DU

CHOIX DU SOLDAT

OU

ÉTUDE SUR LA CONSTITUTION DES HOMMES DE 20 ANS,

APPLIQUÉE AU RECRUTEMENT DE L'ARMÉE

PAR LE DOCTEUR VINCENT,

Médecin-major de première classe,

Médecin en chef de l'hôpital militaire de Dellys (Algérie), Chevalier de la Légion d'honneur, Officier de l'ordre des Saints-Maurice et Lazare de Sardaigne.

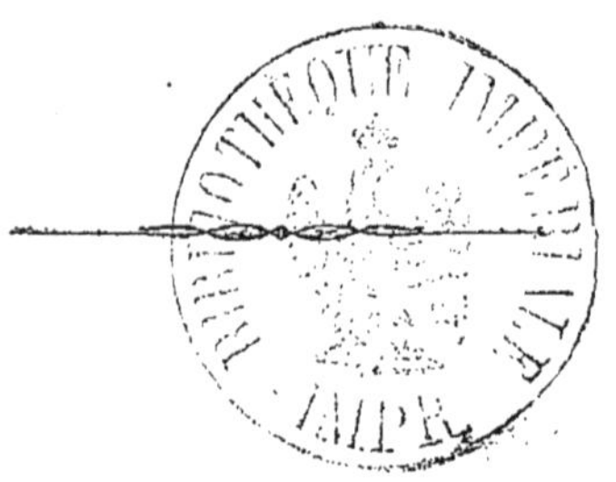

PARIS

LIBRAIRIE DE LA MÉDECINE, DE LA CHIRURGIE ET DE LA PHARMACIE MILITAIRES

VICTOR ROZIER, ÉDITEUR,

RUE CHILDEBERT, 11.

Près la place Saint-Germain-des-Prés.

1861

Td 140
12

Imprimerie de Cosse et J. Dumaine, rue Christine, 2.

DU

CHOIX DU SOLDAT

OU ÉTUDE SUR LA CONSTITUTION DES HOMMES DE 20 ANS, APPLIQUÉE AU RECRUTEMENT DE L'ARMÉE ;

I. « Celui qui sera chargé de la levée des troupes, dit « Végèce, doit s'attacher avant tout à connaître par les « yeux, par l'ensemble des traits du visage et par la confor- « mation des membres, ceux qui peuvent faire les meilleurs « soldats. Il y a des indices sûrs et avoués par les gens d'ex- « périence, pour juger des qualités guerrières dans les « hommes, comme pour connaître la bonté des chevaux et « des chiens de chasse. Le nouveau soldat doit donc avoir « les yeux vifs, la tête élevée, la poitrine large, les épaules « fournies, la main forte, les bras longs, le ventre petit, la « taille dégagée, la jambe et les pieds moins charnus que « nerveux. » Cette esquisse, tracée par l'auteur romain des *Institutions militaires*, contient la formule la plus générale des conditions physiques propres à l'homme de guerre ; elle résume, à coup sûr, l'expérience des anciens, au point de vue du recrutement des troupes, et elle nous montre, en même temps, l'idée fort juste qu'ils se faisaient des caractères d'une bonne constitution. Il ne nous reste, par conséquent, qu'à élargir le cadre de cet aperçu, en y ordonnant les principales indications fournies sur ce sujet par la science et par l'observation, pour compléter le tableau ébauché par Végèce.

Or, une stature plus ou moins élevée, bien prise dans

son ensemble ou quelque peu ramassée, mais sans infériorité trop sensible avec le poids moyen correspondant du corps ; une conformation générale symétrique, exempte de maigreur ou d'obésité ; une tête régulière pourvue d'une saine chevelure et aisément portée sur un cou suffisamment charnu et pur de tout relief goîtreux et de souillure scrofuleuse ; un visage modérément coloré, empreint du signe de l'intégrité fonctionnelle des organes des sens et de l'intelligence ; la voix pleine, libre et sonore ; une bonne digestion, exprimée localement par la souplesse de la région abdominale et, dans son résultat général, par un embonpoint moyen ; la respiration aisée et profonde ; la circulation calme et uniforme ; un torse flexible et robuste, suffisamment cambré et témoignant, par l'ampleur de la poitrine, l'épaisseur des épaules, le délié de la ceinture, l'exiguïté du ventre et le développement des hanches, de l'état parfait de la charpente, des parties enveloppantes et des organes contenus ; les membres bien attachés, droits et musculeux, terminés par des extrémités fortes ou fines, en raison de la race et de la condition, mais toujours complètes, vigoureuses et librement agissantes ; la peau ferme sans rudesse, plus ou moins velue, nette d'empreinte cachectique et de bride cicatricielle, d'un teint blanc, rosé ou bistre, mais non livide, parcourue de sillons veineux plus ou moins marqués, sans reliefs variqueux ni marbrures lymphatiques ; une force musculaire suffisamment dessinée ; une virilité pleinement accusée ; enfin l'harmonie du tout appréciable toujours à un œil exercé, et marque certaine de l'exercice régulier des fonctions vitales : tels sont, il nous semble, rangés suivant un ordre méthodique, les traits sous lesquels il est possible de reconnaître la bonne constitution chez un homme de vingt ans, et de le déclarer apte au service militaire.

En résumant, dans ce tableau, les conditions physiques individuelles que le médecin attaché à titre d'expert auprès des conseils de révision doit toujours avoir présentes à l'esprit, nous avons peut-être un peu forcé, au profit du recrutement de l'armée, les termes qui suffisent à exprimer une bonne constitution. Cependant nous n'avons fait en cela que demeurer fidèle à l'esprit et à la lettre des instructions spéciales qui réglementent l'admission du soldat. Mais comme le simple énoncé qui précède serait insuffisant pour fixer le sens et la légitimité de nos exigences, nous allons le faire suivre, dans ses points principaux, des explications nécessaires.

II. En procédant par ordre, la première question à examiner est celle de la taille.

« Pyrrhus, dit Machiavel, voulait que le soldat fût grand.
« César le choisissait à la force du corps et du courage, qui
« se juge à la proportion de la taille et de la bonne mine. »
Végèce recommandait de se relâcher sur la stature, en faveur des autres signes constitutionnels indiqués par lui.

Les recherches scientifiques modernes, et, en particulier, les travaux du docteur Hutchinson, en démontrant, à l'aide du spiromètre, que la capacité pulmonaire croît en raison de la hauteur de la taille, font évidemment de la stature un élément de force qui doit avoir une large place au milieu des traits caractéristiques d'une bonne constitution. En toutes choses, d'ailleurs, l'énergie de la résistance et la vigueur du fonctionnement sont en raison de la masse constitutive et de la force agissante; la trempe du ressort seule ne peut équivaloir qu'exceptionnellement, pour la durée de l'usage, à la force virtuelle. C'est là une vérité incontestable, et, quoique la vie se refuse à l'application rigoureuse des formules dynamiques, elle ne peut échapper complétement à cette loi générale de la stabilité et du mouvement: à moins donc d'un développement corporel irrégulier, disproportionné ou difforme, signe certain d'une organisation vicieuse et désordonnée, la haute stature est bien la signification la plus manifeste de la force constitutionnelle et de la résistance vitale aux causes de destruction. Le mouvement des hôpitaux militaires et la mortalité dans l'armée, en démontrant que les corps d'élite fournissent relativement moins de maladies et de décès que les troupes de ligne, confirment pleinement la règle que nous posons.

Est-ce à dire pourtant que les hommes de haute stature aient le privilége exclusif de la puissance d'action et de la vitalité? non, assurément. Un organisme réduit, mais bien constitué et parfaitement équilibré dans son ensemble, sauf une certaine déperdition de force due au raccourcissement des leviers osseux et à l'amoindrissement des moteurs musculaires, disposition très-souvent rachetée alors par la promptitude et la dextérité des mouvements, ne le cède guère en résultat d'action aux organismes les plus développés. J'en dirai autant de la vitalité propre et de la résistance aux influences morbifiques dont la décroissance, forcément parallèle à l'échelle descendante des tailles, est fréquemment redressée par un surcroît d'énergie morale et de réaction vitale, chez les hommes de stature modeste.

Ces considérations, avec leurs correctifs obligés, suffisent sans doute à rendre compte des motifs de nos préférences; mais, en posant les termes du problème, elles laissent encore trop de liberté aux interprétations individuelles, pour la décision à prendre dans les cas douteux qui se présentent à tout instant dans la pratique.

Un observateur distingué, M. Quételet, va nous aider à trancher la difficulté et à faire disparaître, à cet égard, toutes causes d'hésitation. En comparant, suivant les sexes et à tous les âges de la vie, la moyenne des tailles et des poids de l'homme, ce savant statisticien a trouvé, dans ce rapprochement, le criterium indispensable, la véritable pierre de touche des qualités de la taille et des conditions physiques qui s'y rattachent. En effet, à égalité de volume, le poids est pour toutes choses la seule mesure de la masse; pour les êtres organisés, il est, tout à la fois, l'expression du développement corporel, de la contexture organique et de la quantité de matière vivante qui remplit la trame des tissus; il est, si l'on peut ainsi dire, le signe *de la densité vitale.* C'est donc par le poids, surtout, que les disproportions de la stature avec l'ensemble corporel peuvent être justement appréciées. Il constitue, par conséquent, le moyen par excellence pour juger, en dernier ressort, les incompatibilités de la taille avec les données générales de l'organisation individuelle.

Or, d'après les recherches du même observateur, aux tailles de :

1^m,50	correspondent les poids	de 46 kilog.	29 hectog.
1^m,60	*idem*	de 57 *id.*	15 *id.*
1^m,70	*idem*	de 63 *id.*	28 *id.*
1^m,80	*idem*	de 70 *id.*	61 *id.*
1^m,90	*idem*	de 75 *id.*	56 *id.*

Cette pondération, par dixième, des accroissements de hauteur pourrait très-facilement être graduée par centimètre, à partir du minimum de la taille légale, et rien ne serait plus simple que l'usage de cette échelle comparative dans les cas si nombreux qui en réclament l'application. L'emploi de la toise ordinaire, munie d'une bascule pour plancher, en confondant à peu près le double jeu de l'instrument, ne pourrait jamais être, dans les bureaux de recrutement ni devant les conseils de révision, une cause d'embarras ou de perte de temps. Bien au contraire, car, lors de la visite d'un sujet à corpulence suspecte et, par conséquent, à la limite de l'acceptation ou du refus, l'hésitation forcée de l'expert et sa déclaration motivée entraînent ordinairement, de sa part, une longueur d'examen et, de la part des juges, une lenteur de décision, sinon préjudiciables au but que l'on poursuit, au moins très-fâcheuses, quand il s'agit d'opérer vite et bien. Un simple coup de bascule suffirait alors à résoudre très-promptement le problème, au grand profit du recrutement lui-même.

Cet élément de précision introduit dans la pratique permettrait, en outre, pendant les guerres de longue durée, de suppléer plus sûrement, par un léger abaissement de la taille réglementaire, au surcroît des exemptions légales et d'arriver, sans mécompte, au chiffre des contingents demandés. Que de fois, en effet, dans le cours de nos tournées de révision, avons-nous eu le regret de voir nous échapper, pour quelques millimètres, des hommes très-vigoureux que l'inflexible niveau livrait au refus du conseil, tandis qu'en dépit de nos réserves, nous lui voyions accepter des sujets douteux dont l'usage de la bascule nous eût aidé à prouver la médiocrité !

Cependant, en arrêtant à 1m 56 cent. le minimum de la taille du soldat, la loi de 1832 n'a point sans doute entendu fixer un terme imprescriptible. Les circonstances politiques ont souvent obligé à déplacer cette limite, la continuité des guerres ayant toujours pour effet, suivant la remarque de Tenon, l'abaissement graduel de la stature moyenne des peuples. En tout cas, on peut dire qu'en saine logique, et, pour la répartition régulière et tout à fait équitable du contingent, la limite actuelle, dans une étendue territoriale aussi vaste et aussi inégale que celle de la France, avec des races si diverses et des populations si inégalement partagées, au point de vue de la richesse, ne devrait point offrir un caractère absolu d'uniformité.

Les variations toutes locales de la *taille moyenne*, dont nous démontrerons plus loin la facilité d'évaluation et que nous considérons comme la seule règle à suivre, dépendent, en effet, d'une foule de causes parmi lesquelles figurent, en première ligne, la différence des lieux, le degré d'aisance ou de misère, la spécialité des industries, la consommation çà et là disproportionnée des hommes valides, par suite des hasards de la guerre, l'épuisement forcé des sujets de haute stature dans un grand nombre de localités et enfin la dissemblance héréditaire des constitutions.

Le moyen de tenir compte de toutes ces causes, qui se résument, en grande partie, dans le niveau moyen de la stature, serait donc d'accommoder à ces conditions le terme actuellement invariable de la taille légale. Les intérêts de l'État et des populations sont ici complétement d'accord et se confondent dans la mesure que nous proposons. On voit, en consultant les importants travaux sur cette matière de M. Boudin (1), que sur les 254,093 exemptions pour défaut de taille, conférées en France de 1831 à 1849, et formant presque à elles seules le tiers des inaptitudes physiques, le département de la Corrèze, toutes proportions gardées, a été, relativement à celui du Doubs, dans une infériorité de corpulence exprimée par *huit fois* plus de refus. Devant un fait de cette nature, on est bien forcé de reconnaître l'inégale répartition des contingents résultant, pour ces deux contrées, de l'application uniforme des conditions de taille. Il y a là évidemment une cause perpétuelle d'abâtardissement de race et une raison progressive de dé-

(1) *Traité de géographie et de statistique médicales*, t. 1er, p. 242.

ficit pour les contingents annuels. Mais cette inégalité distributive, observée de département à département, offre encore de plus grands écarts, quand on l'examine de canton en canton. C'est donc au *canton*, unité territoriale et administrative de recrutement, qu'il conviendrait d'attribuer, *proportionnellement au chiffre moyen de la taille*, le minimum légal à imposer aux recrues qu'il doit fournir.

Rappelons enfin que l'accroissement de la stature est loin d'être terminé à l'âge de 20 ans, et qu'il résulte même des recherches de M. Quételet que le terme définitif de cet accroissement peut être porté à la trentième année de l'existence : aussi combien d'individus, exemptés d'abord pour défaut de taille, ont pu ensuite trouver place dans les corps de troupes où l'admission est subordonnée à un assez grand développement de hauteur corporelle !

III. La conformation générale, avons-nous dit, doit être *symétrique*, *exempte de maigreur ou d'obésité*. La *symétrie* ne peut s'entendre ici que de l'identité extérieure des deux moitiés latérales du corps ; mais, en repoussant les déviations vertébrales et les inégalités de quelque importance qui entravent la rectitude de la station ou la régularité de la marche et des autres mouvements, elle n'exclut point, tant s'en faut, l'excès de développement tout physiologique qui résulte généralement, pour le côté droit, de l'habitude fonctionnelle, de la *dextérité*, prise dans le sens étymologique du mot.

Quant à la *maigreur*, en l'absence de tout caractère pathognomonique propre à l'expliquer, elle ne peut être un motif absolu de refus que dans le cas où elle est suffisamment prononcée. Ici encore l'usage de la bascule pourrait souvent faire cesser toutes hésitations, en fournissant l'écart numérique du rapport qui existe normalement entre le chiffre de la taille et celui du poids moyen correspondant du corps.

L'*obésité* elle-même, qui compte tant de degrés, pourrait être ainsi mesurée aux limites qu'elle ne peut franchir, sans compromettre la liberté d'action dont l'homme de guerre doit être si largement pourvu. Je le répète, c'est là un des meilleurs moyens de rétrécir, en matière de recrutement, le champ beaucoup trop vaste des appréciations hasardées et irréfléchies. L'impôt foncier n'est point, que je sache, livré au jugement arbitraire des répartiteurs ; il repose sur des règles fixes. Le contingent, mille fois plus lourd pour les familles, est loin de cette régularité. Il appelle donc, autant que le comportent la multiplicité et la variabilité des éléments sur lesquels il repose, un arbitrage de plus en plus sûr, des types d'appréciation mieux définis. Disons, toutefois, pour rentrer dans notre sujet, que l'état de maigreur n'est souvent qu'une apparence de faiblesse constitutionnelle. En effet, une abstinence plus ou moins calculée, la convalescence d'une maladie aiguë, la nature sèche mais résistante de certains individus à tempérament nerveux, pourraient quelquefois donner le change à un esprit inattentif; mais elles n'en imposeront point au coup d'œil exercé de l'expert sur ses gardes. La charpente et l'ensemble du sujet, l'examen des principales fonctions et, au besoin, les renseignements de notoriété pris séance tenante, auront bientôt fixé son opinion.

IV. Les conditions normales de la tête, du cou et du visage exprimées dans notre exposé des signes constitutionnels ne sont données que comme une indication sommaire à suivre pour le choix des hommes ; mais elles peuvent suffire, dans ce cadre restreint, à rappeler toutes les causes d'exclusion que l'instruction du 14 novembre 1845 a si clairement définies. Ainsi se trouvent écartées les difformités et défectuosités congéniales ou accidentelles qui portent atteinte à l'exercice des fonctions intellectuelles et sensoriales, la calvitie, les maladies invétérées du cuir chevelu, les engorgements glandulaires, les écrouelles, le goître et toutes les affections chroniques et infirmités dont cette partie du corps peut être le siége. Il en est de même du reste du tableau dans lequel, en traçant les caractères les plus saillants d'une bonne constitution, nous avons cherché, par le contraste des signes caractéristiques de la force et de la santé, à faire ressortir, au moins implicitement, toutes les inaptitudes physiques signalées avec tant de soins et d'habileté dans l'instruction ministérielle précitée. Mais, comme nous l'avons fait déjà pressentir, plus attaché, par la nature de notre travail, à la signification directe des *dispositions extérieures* de l'organisation qu'à l'interprétation des déviations morbides, nous nous sommes efforcé d'esquisser une sorte de prototype qui pût contenir les données principales de l'acceptation ou du refus des hommes.

La régularité de la tête, dont nous faisons un signe constitutionnel, ne peut être ramenée à une limite précise de volume et à un modèle uniforme de conformation, car la race, le climat et les habitudes impriment un cachet variable à cette partie du corps, sous le rapport de la forme et des dimensions. De plus, il existe, d'un individu à l'autre, des différences notables, constituées surtout par des irrégularités dans la ligne de contour du crâne, par des défauts de symétrie dans l'ovale de la tête, qui, sans qu'on ait le droit d'en faire l'indice d'une perversion véritable des fonctions intellectuelles, peuvent bien rendre compte, jusqu'à un certain point, de certaines excentricités de jugement et de caractère. L'instrument nommé *conformateur*, dont les chapeliers se servent aujourd'hui pour prendre la figure exacte de la circonférence du crâne, pourrait donc, en quelque sorte, démontrer matériellement la vérité de l'axiome *tot capita tot sententiæ*. Ce ne sont là toutefois que des défectuosités peu importantes, au point de vue qui nous occupe, et qui n'altèrent pas, d'ailleurs, visiblement la régularité de la tête.

Mais aux dépressions, aux voussures et aux autres défectuosités du crâne, qui rétrécissent, étendent ou défigurent trop sensiblement le squelette de cette partie, se rattache souvent la dépravation cérébrale qui, depuis la *simplicité d'esprit* jusqu'au *crétinisme* confirmé, renferme, comme degrés intermédiaires, l'*imbécillité* et l'*idiotie*. Une circonférence crânienne au-dessous de 52 centimètres et au-dessus de 65, l'étroitesse et l'inclinaison exagérée du front, l'élargissement très-prononcé du diamètre bi-pariétal, l'aplatissement postérieur de la tête, l'enfoncement de la voûte palatine, l'implantation et la configuration défectueuse des oreilles sont, dans ce cas, les vices de conformation les plus caractéristiques.

Mais un signe de grande valeur, comme expression de force ou de faiblesse, doit toujours être recherché dans les proportions de la tête et du cou. Une tête petite, jointe à un cou grêle et élancé, est presque constamment l'indice d'une débilité native, d'une nature souffreteuse, d'une intelligence bornée, d'une virilité incomplète.

Les dispositions opposées ont, au contraire, une signification de vigueur dont les traits se retrouvent dans le reste du corps. La tête est forte et le cou sec chez les individus de bonne trempe nerveuse; mais, quelles que soient les dimensions de l'organe central des sens et de l'intelligence, une encolure épaisse et ferme est, à coup sûr, à l'âge de vingt ans, la marque de la force corporelle et d'une santé robuste. Les médecins habitués aux opérations du recrutement, et qui ont observé avec attention dans les corps de troupe ou dans les hôpitaux, seront, j'en suis sûr, de mon avis.

L'aspect du regard fournit aussi des signes fort précieux. Augurez bien, pour les services qu'il peut rendre dans l'armée et pour sa force de résistance vitale, du jeune homme qui a les yeux vifs et qui soutient avec une certaine audace votre coup d'œil investigateur ; mais méfiez-vous des yeux ternes et languissants ou de ceux qui, doués d'une sorte d'éclat humide, sont ombragés de longs cils et dont le blanc est teinté de bleu, surtout quand le visage est mince et que les pommettes sont saillantes et vivement colorées ; allez plus loin alors, et le timbre de la voix, l'état de la poitrine, l'empâtement du ventre et la forme même de l'extrémité des doigts vous dénonceront souvent la présence du mal qui décime nos jeunes soldats.

Il importe aussi que le médecin chargé de l'examen des recrues leur adresse quelques questions touchant les motifs d'exemption qu'ils ont à alléguer ; non pas qu'il y ait toujours lieu de tenir compte de leurs déclarations intéressées ; mais cette précaution est au moins nécessaire pour juger de l'état de l'ouïe, du degré de l'intelligence, du caractère de la voix et de la liberté de parole de l'interlocuteur. L'expert qui procède silencieusement s'expose à de graves erreurs, dont le moindre effet sera pour lui une atteinte fâcheuse portée à l'autorité de ses jugements, à la mission de confiance dont il est investi.

Mais c'est ici le cas de faire remarquer les funestes conséquences qui résultent, pour le recrutement, des décisions instantanées et malheureusement sans appel des conseils de révision. Combien de sourds, d'imbéciles, de bègues et autres sujets incapables, font le vide, après coup, dans les contingents, au profit d'hommes parfaitement valides laissés dans leurs foyers ! Les entraînements de défiance et de sévérité des jurys de révision, à l'égard des simulateurs d'infirmités, déterminent bien souvent, même quand le médecin exprime du doute, des acceptations empressées ou faites de guerre lasse dont le résulat n'est que trop visible plus tard dans le chiffre élevé des congés de réforme. Quelles que soient l'habileté de l'expert et la nature des renseignements locaux, certaines constatations médico-légales du recrutement exigent du temps, une contre-épreuve, et ce ne serait pas trop, pour elles, d'un examen contradictoire avant le jugement définitif. D'autre part, combien de refus illégitimes, par suite des opérations précipitées et sans contrôle des conseils révisionnaires ! Appelons donc déjà ici l'attention des hommes compétents sur l'imprévoyance actuelle de la loi, afin d'être autorisé à signaler plus loin les mesures peu compliquées d'ailleurs que cet état de choses nous semble réclamer.

V. Les signes extérieurs à l'aide desquels on peut juger de l'état fonctionnel des principaux organes et appareils de l'économie n'étant qu'indiqués dans notre tableau d'une bonne constitution, il importe au moins, pour en assurer pratiquement la recherche, d'en interpréter la valeur à l'aide de quelques explications.

Or, parmi les viscères dont la bonne structure et l'exercice bien réglé profitent le plus à la force et à la santé, l'*estomac*, « ce roi des organes, cette pierre fondamentale de la longévité, » comme disait Huffland, se présente tout d'abord, en qualité de dispensateur de la nutrition, de réparateur de la vie. Mais à quelle marque reconnaître les services de l'organe central de la digestion et la durée de ses bienfaits ? A l'embonpoint d'abord, qui se mesure, comme terme moyen, entre la maigreur et l'obésité, par le poids du corps, en raison de la stature, ensuite à la régularité des phénomènes digestifs dont l'examiné a seul le secret, enfin à l'état du ventre, que le médecin peut toujours apprécier. De ces trois indications, les deux qui tombent sous nos sens suffisent au jugement à porter : un embonpoint ordinaire, un ventre souple et bien conformé annoncent et promettent de bonnes digestions, surtout quand la bouche n'est pas trop dépourvue des organes masticateurs chargés de la première préparation du bol alimentaire.

Cependant, pour l'importance fonctionnelle et comme agent supérieur de la force vitale, les *poumons* marchent au moins de pair avec l'*estomac*, car l'aliment digestif n'est point le seul qui nourrit ; l'air aussi est le pain de la vie, et c'est même celui dont on peut le moins se passer. L'acte respiratoire est un fait incessant de revivification ; l'existence languit, avant de s'éteindre, quand l'estomac refuse d'agir ; elle finit brusquement lorsque le poumon cesse de respirer. Comment s'étonner alors que l'énergie vitale soit en raison directe de l'énergie respiratoire ? Mais comme celle-ci se mesure surtout à la capacité pulmonaire, c'est-à-dire, à la quantité d'air introduit et consumé dans le poumon, c'est à la capacité pulmonaire elle-même qu'il faut demander le caractère le plus significatif d'une bonne constitution. Or, l'amplitude de la poitrine, dont la circonférence prise au niveau des mamelons doit représenter *au moins la moitié de la hauteur du corps*, est la marque essentielle à laquelle il convient de s'arrêter. Les instruments de précision d'un emploi assez délicat, tels que le spiromètre d'Hutchinson, le pneumomètre de Kentish, à l'aide desquels les expérimentateurs ont étudié les lois du pouvoir respirateur, ne seraient guère de mise dans les opérations du recrutement, et je m'étonne fort qu'on ait pu en conseiller l'usage. Il suffit, dans ce cas, du simple cordon gradué dont l'expert doit toujours avoir le soin d'être muni. Toutefois la forme même de la cage thoracique n'est point à négliger dans l'apparition des signes constitutionnels qui s'y rattachent. Les poitrines *ailées*, ainsi nommées de la saillie et du renversement en dehors des omoplates, d'autres dites en *carène*, et toutes celles qui sont trop vicieusement conformées constituent des motifs suffisants d'exemption. Enfin une condition essentielle doit être recherchée dans le jeu même de la fonction. L'examen d'un sujet placé sous un jour convenable, que l'on fait respirer largement et auquel on commande de retenir une ou deux fois son haleine, n'est guère susceptible d'erreur. L'homme qui peut respirer profondément sans toux et sans saccade, et qui est capable de suspendre sa respiration pendant trente-cinq secondes, possède presque à coup sûr une poitrine saine. Le plongeur émérite n'est point, que je sache, sujet à la phthisie.

La *circulation*, interrogée à son tour, mais plus tardivement, par l'examen du pouls, l'auscultation du cœur et, quand il y a lieu, par la percussion et l'inspection attentive de la région précordiale, fournit au praticien exercé des signes importants pour l'acceptation ou le refus des hommes. Cependant les maladies du cœur et des gros vaisseaux étant surtout du nombre des affections dont l'investigation exige une grande habileté de diagnostic et souvent une épreuve préalable de soins et de régime, je me méfie beaucoup, et à bon escient, du nombre excessif d'exemptions annuellement conférées pour ce seul motif. D'un autre côté, le chiffre élevé des congés de réforme n° 2, accordés aux jeunes soldats, pour les affections organiques du centre circulatoire, ne prouvent que trop la nécessité de surseoir à l'acceptation des hommes reconnus suspects de ce genre de maladie, dans le cours des tournées de révision, et de les soumettre à une observation de quelque durée. Le cœur, cet organe si impressionnable, qui subit le contre-coup des moindres émotions, est quelquefois bien palpitant chez le jeune homme que la loi inflexible arrache à sa famille, pour le livrer, dans sa nudité native, aux regards et aux attouchements du médecin, devant une assemblée solennelle de juges sans merci. Il faut donc le recevoir le sourire aux lèvres, l'interroger avec bienveillance, le rassurer du geste et de la voix, pour dominer chez lui la révolte du sang contre une telle inquisition. Pour ma part, je n'oublierai jamais l'instant d'angoisses cruelles par lequel je passai quand j'eus à subir cette épreuve, et j'ai toujours tenu à m'en souvenir lorsqu'il m'a fallu exercer sur autrui cette rude investigation. Le mot *mon ami !* qui coûte si peu à la bouche du médecin, est un grand correctif contre les palpitations du pauvre conscrit. La voix brusque et les manières rudoyantes de celui qui palpe et examine les chairs d'un timide jeune homme font surgir plus d'une fois des *hypertrophies* du cœur de courte durée, à la honte de l'expert qui les déclare, ou qui, à force d'en voir, finit par n'y plus croire, alors qu'elles sont réelles. Il convient donc, pour bien juger l'état de l'appareil circulatoire, d'accueillir le conscrit avec bonté, et, après avoir procédé avec douceur à la visite d'ensemble et à l'examen de détail de sa personne, d'interroger seulement le pouls et le cœur, dont les mouvements, tout d'abord tumultueux, auront eu le temps de se calmer.

Pour ce qui est de l'innervation, cette fonction mère de toutes les autres fonctions auxquelles elle préside par son influence excitatrice, elle ne pouvait être que sous-entendue dans notre vue d'ensemble d'une bonne constitution, car il n'est possible d'en rechercher les caractères normaux que dans la manifestation régulière des phénomènes généraux de l'organisme. Quant à ses perversions morbides, quoique la plupart soient appréciables à première vue, il en est cependant quelques-unes dont la constatation exigerait, à bon droit, un sursis de jugement : telle est, par exemple, l'*épilepsie*, cause si fréquente de réforme chez les soldats nouvellement incorporés.

VI. Les dispositions que nous avons signalées comme les caractères les plus désirables dans la conformation du tronc sont tout à la fois des signes de force et d'agilité. La largeur du thorax et l'épaisseur des épaules, la cambrure de l'échine et le développement des hanches constituent une charpente robuste et flexible. Par suite de l'étendue et de la solidité des attaches musculaires, et par la facilité des inflexions vertébrales, le torse ainsi conformé réunit la souplesse et la vigueur. La diminution du champ d'activité et de puissance des organes du mouvement, ainsi que l'immutabilité des attitudes qui résultent des conditions opposées, sont des causes certaines d'amoindrissement de force, de lenteur d'action et de disposition à la fatigue. Les hommes tout d'une pièce et d'une seule venue, droits et raides de torse, épais de taille et gros de ventre, peuvent être très-massifs, sans être véritablement forts et résistants ; les longues marches et les exercices militaires les épuisent très-vite. Heureusement, plus lymphatiques que sanguins, ces individus, qui en imposent si facilement aux jurys de révision par une apparence de vigueur, présentent assez souvent à une exploration attentive des tares accessoires dont il est possible de tirer parti, pour les faire exclure des contingents. Le médecin familiarisé avec les opérations du recrutement sait faire la part de l'incompétence et des irrésolutions des juges qui l'entourent, à l'égard de certaines incapacités physiques qui doivent leur sembler insuffisantes. Dans ce cas, il a soin de faire ressortir et même de produire, comme motifs dominants d'exclusion, les défectuosités visibles de détail dont il peut corroborer le motif principal de son refus, qu'il pressent devoir être tout seul mal apprécié.

L'ampleur de la cage osseuse de la poitrine est, comme nous l'avons déjà dit, un des signes les plus caractéristiques de bonne constitution. Le minimum de la circonférence thoracique, au niveau des mamelons, fixé par un médecin militaire anglais, M. Marshall, au chiffre de 784 millimètres, comme limite extrême de l'acceptation des hommes de recrue, ne nous paraît même applicable qu'aux individus de la plus basse stature. Ce chiffre ne représente guère, en effet, que la moitié du minimum de la taille réglementaire, en France et il nous est parfaitement démontré que, chez les hommes forts et bien conformés, l'étendue circulaire de la poitrine, au niveau des mamelons, dépasse toujours de quelques centimètres la demi-hauteur de la taille individuelle. Par suite de recherches que j'ai faites récemment sur les soldats de la garnison de Dellys, avec le concours du médecin aide-major Jules Arnould, j'ai trouvé que, pour une moyenne générale de taille exprimée par $1^{m},66$, la mesure de la circonférence thoracique est représentée par le chiffre de $0^{m},89$, c'est-à-dire, avec un excédant de 6 unités centésimales sur la demi-hauteur du corps. Chez tous les hommes examinés, à l'exception d'un seul dont le thorax mesurait $0^{m},82$, bien que sa taille fût d'un mètre 70 cent., le contour de la poitrine dépassait au moins de 2 centimètres la demi-hauteur de la stature : aussi la faiblesse respiratoire du soldat faisant exception était-elle bien manifeste ; car le temps de la suspension volontaire du mouvement inspirateur se bornait chez lui, malgré ses efforts, au chiffre de 21 secondes, tandis qu'il atteignait en moyenne, chez les autres, au nombre de 38.

Les épaules, comprises ordinairement par les anatomistes dans la description des membres supérieurs, nous semblent devoir, pour l'examen des hommes de recrue, être plutôt rattachées à l'ensemble du tronc, avec la masse duquel elles confondent leurs éléments de structure et leur signification constitutionnelle. La carrure du torse, à laquelle elles contribuent puissamment, exprime presque toujours, en raison directe de son développement, les degrés individuels de la puissance d'action et de la résistance vitale. En effet, il est extrêmement rare que des épaules larges, épaisses et bien conformées masquent une poitrine étroite ou défectueuse. Dans ce cas, elles sont elles-mêmes grêles, irrégulières, saillantes, anguleuses, déjetées en avant, et dénotent alors, par le vice de leur conformation, les difformités plus ou moins apparentes de la cage thoracique et les désordres organiques profonds qui les produisent.

Cependant, jusque chez les hommes les plus robustes, il existe souvent entre elles un défaut de symétrie caractérisé par une différence d'étendue ou de niveau qui résulte de certaines attitudes professionnelles ou d'une inégalité fonctionnelle des agents musculaires dans le travail manuel ; mais cette irrégularité ne peut, à la rigueur, constituer un motif d'exemption que lorsqu'elle est très-prononcée ou qu'elle s'accompagne d'une déviation vertébrale.

Le délié de la ceinture et l'exiguïté du ventre, quand ils n'ont rien d'outré, sont, chez les jeunes gens de 20 ans, et principalement dans les contrées basses, humides et marécageuses, des caractères constitutionnels favorables, car ils prouvent l'absence des engorgements viscéraux et témoignent de la tonicité parfaite des organes digestifs. Mais la paroi antérieure de l'abdomen, et surtout dans le voisinage de l'aine, doit être l'objet d'une exploration attentive, pour y rechercher la marque des prédispositions herniaires, qui suffit à l'exemption du service militaire, lorsqu'elle est bien évidente.

Quoique nos mensurations des hanches ne nous aient fourni aucune relation bien intéressante avec les données générales de l'organisation, nous n'en considérons pas moins le développement de cette partie de la charpente du tronc comme une condition importante de sa solidité, et peut-être y trouverait-on une des marques extérieures de la force rénale individuelle ou de *traction*, en faisant usage du dynamomètre, dont la ressource nous fait défaut pour cette constatation.

VII. La conformation des membres est chose capitale dans l'examen des conscrits. Après avoir placé sous le plus grand jour possible le sujet à examiner, debout, les bras pendants, la paume des mains ouverte, et tournée en avant, les pieds réunis angulairement et joints par les talons placés sur la même ligne, l'expert juge d'abord de l'état général et de la configuration des membres vue par leur face antérieure ; vient ensuite l'inspection de détails, qui doit porter successivement, de haut en bas, sur tous les segments, sur les articulations et sur leur mobilité; puis, après avoir fait retourner l'examiné, on procède de la même manière à l'exploration du côté opposé. Enfin il est indispensable de faire marcher devant soi l'individu que l'on visite, afin de s'assurer chez lui de la régularité de la progression.

Mais l'examen d'un homme debout, demeurant quelques instants dans l'état de fixité où nous l'avons mis d'abord, offre encore d'autres conséquences. En effet, tout individu bien conformé est immobilisé sans effort dans cette position, par le fait même de l'équilibre de station, en vertu duquel la ligne qui passe par le centre de gravité de la masse corporelle vient aboutir au centre de la base de sustentation occupée par les pieds. Lors donc qu'on a de la peine à maintenir dans cette attitude l'homme qui se prête de bonne grâce aux arrangements qu'on lui demande, et quand il est forcé, pour demeurer immobile, d'élargir son champ d'appui, en écartant les pieds, ou de prendre une *position hanchée*, on peut être sûr, si l'empêchement ne provient pas de l'état cagneux des jambes ou de toute autre difformité apparente des membres inférieurs, que le torse lui-même manque de symétrie ou que les organes intérieurs, par suite d'une irrégularité, soit morbide, soit anormale, pèsent plus d'un côté que de l'autre. N'oublions pas que l'*équilibre de station* est l'effet de deux lois qui régissent les deux moitiés latérales du corps : celle de *symétrie*, ou de similitude de forme, pour les organes de la vie de relation, et celle de *balancement* ou d'égalité de poids, pour les organes de la vie nutritive.

Les conditions physiques des membres chez les hommes vigoureux, agiles et résistants ont été indiquées par nous en des termes qui pourraient nous dispenser de commentaire ; cependant il est quelques particularités sur lesquelles nous croyons devoir insister.

L'épaisseur des chairs et leur consistance sont d'abord, au point de vue de la force générale et de l'habitude fonctionnelle propre, un double caractère à rechercher dans la masse centrale des faisceaux musculaires qui forment le plein des segments supérieurs des membres. Il faut aussi que les cordes tendineuses qui terminent les muscles, et que les gens du monde appellent des *nerfs*, soient fortes, tendues et solidement fixées dans leurs coulisses par des gaînes aponévrotiques et des brides ligamenteuses fermes et résistantes ; l'expression de poignet, de jarret, de cou-de-pied *nerveux*, est la signification vulgaire de cette disposition. Mais tout médecin, de taille ordinaire, qui enlace presque complétement, entre le pouce et les autres doigts, la partie moyenne du bras et l'avant-bras du jeune homme qu'il examine, ne peut certainement pas le reconnaître apte à manier le fusil ou l'arme blanche, dont le poids seul serait pour lui une surcharge invincible, surtout quand la mollesse des chairs, la délicatesse exagérée du poignet et l'exiguïté de la main ajoutent encore à cet état de faiblesse. J'en dirai autant de la gracilité des membres inférieurs dont la station et la marche auraient trop à souffrir ; mais j'en accepterai la finesse du bas de la jambe et du pied, qui est plutôt une qualité qu'un défaut, un signe de pureté ou de perfectionnement de race. L'épaisseur disproportionnée du poignet a été signalée par M. Alliot de Montagny comme un indice physiognomonique à peu près certain d'obtusion d'esprit. Mais cette remarque, à laquelle M. Malgaigne a ajouté l'autorité de son nom et la sanction d'une vérification faite de main de *maître*, n'est-elle pas quelque peu applicable à la structure de l'extrémité inférieure de la jambe ? L'analogie ne peut ici perdre entièrement ses droits. Cependant, tout en nous gardant bien de prétendre que le cou-de-pied massif et grossier soit l'apanage de gens dénués d'intelligence, nous ne le considérons pas moins comme une tare véritable qui rend la marche lourde et difficile et qui entraîne souvent, dans la conformation du *pied*, des imperfections assez notables pour constituer en somme un motif suffisant d'exemption. De toutes les difformités dont le centre de cette région peut être le siége, le pied *plat et dévié* est la seule cause d'exclusion légalement définie, et, par suite, c'est à peu près la seule valable devant les conseils de révision. Qu'en résulte-t-il ? c'est que tous les individus aux pieds difformes, si facilement admis en dépit des répugnances du médecin militaire qui les connaît à l'œuvre, après avoir fait d'abord la désolation des maîtres cordonniers et des officiers instructeurs des régiments, viennent plus tard, dans les colonnes en marche et sur les champs de bataille, grossir la foule des traînards et des éclopés qui encombrent les routes et les ambulances. Que de fois ai-je vu, aux arrière-gardes de nos colonnes expéditionnaires, de pauvres soldats toujours attardés, s'efforçant de regagner, à chaque pose, la distance perdue, tomber enfin épuisés de fatigue et de douleur, et osant à peine, pour réclamer le secours du cacolet, me montrer leurs pieds informes affreusement meurtris et leurs chaussures si vite hors d'usage ! Ces braves gens, dont les pieds seuls trahissent le courage, si souvent confondus et molestés avec les hommes sans cœur qui cherchent à esquiver les fatigues d'une route ou les périls d'un combat, n'ont pourtant d'autre tort qu'une incapacité toute physique trop peu sévèrement jugée dans le principe.

Le rapport des membres et principalement des membres inférieurs avec les dimensions du tronc est important à connaître pour la recherche des signes d'une bonne constitution. Or, le milieu de la hauteur du corps, en généralisant le résultat des investigations que nous avons entreprises, à cet égard, M. Arnauld et moi sur les soldats de la garnison de Dellys, serait déterminé, chez les hommes bien conformés, par une ligne horizontale qui, de la racine de la verge, viendrait aboutir en arrière à trois centimètres au-dessous de la pointe du coccyx en passant à deux centimètres au-dessous de la saillie moyenne des trochanters. Les déplacements de ces points médians, soit en haut, soit en bas, donnent donc la mesure des anomalies de longueur des membres inférieurs. Il est sûr qu'un certain nombre d'hommes, à stature élevée, ne doivent leur haute taille qu'à une élongation disproportionnée de ces parties, et que, dans ce cas, le poids réel du corps est loin de répondre au poids moyen correspondant à la hauteur du sujet. La stature n'est donc alors, comme signe de force, qu'un trompe-l'œil, qu'une apparence et, à coup sûr, une grave cause d'erreur, quand on néglige le seul moyen possible de vérification, c'est-à-dire l'emploi de la bascule. Ce n'est bien certainement qu'à l'aide de ce moyen de contrôle qu'on parviendra à écarter des contingents, par voie d'épreuve directe, tous ces hommes haut perchés, aussi débiles que grands, qui n'ont de la force, comme dit M. Michel Lévy, que le *luxe extérieur* et qui croulent *si promptement sous les atteintes de la maladie.*

Cependant, dans certaines contrées, et principalement dans les centres industriels, il peut exister des types de race abâtardie, si anormaux au point de vue des proportions du tronc et des membres inférieurs, que la relation de la taille et du poids se trouve en quelque sorte frappée de nullité dans sa signification. Ainsi, deux ans de suite, dans le département de la Moselle, j'ai remarqué, chez un grand nombre de conscrits du canton de Rohrbach, un caractère en quelque sorte générique, constitué tout à la fois par un arrêt de développement du tronc et par une exubérance disproportionnée des membres inférieurs. Ces hommes, la plupart de taille moyenne, hauts et massifs jusqu'aux hanches, mais courts et étroits au-dessus, auraient certainement fait mentir l'épreuve concluante de la toise et de la bascule, si, en pareil cas, l'on avait pu être tenté de recourir à ce moyen de vérification. Mais cette exception, que je signale seulement pour prévenir toute objection, ne peut contredire efficacement la règle établie. En effet, dans cette corpulence avortée qui, au dire des habitants, date seulement de l'époque encore peu éloignée où l'usage de l'eau-de-vie de grains et de pomme de terre s'est introduit et répandu dans le pays, les conditions normales de la taille et du poids sont trop visiblement interverties, au détriment de l'organisation, pour embarrasser le jugement de l'expert et la décision du jury.

Les différences de longueur des membres supérieurs, moins nombreuses et moins marquées que celles des membres inférieurs, sont d'une signification tout à fait secondaire comme caractères constitutionnels. Il est rare, en effet, que le raccourcissement des bras, qui pourrait seul constituer un motif d'exemption, suffise à produire une incapacité véritable. Dans la position verticale, chez les hommes bien constitués, ils atteignent le plus souvent, par l'extrémité digitale de la main, au point de réunion du quart ou du tiers inférieur avec les trois quarts ou les deux tiers supérieurs de la cuisse, et, lorsqu'ils sont étendus horizontalement, l'espace qu'ils embrassent, ou la *longueur de brasse*, dépasse ordinairement de deux centimètres la hauteur de la stature.

VIII. Quoique très-brièvement signalées dans notre vue d'ensemble, les données constitutionnelles empruntées aux caractères physiques de la peau comprennent au moins les indications sommaires de l'acceptation ou du refus des hommes. Mais les signes appelés à prévaloir, comme expression fonctionnelle, sont surtout la finessse du grain cutané, un certain velouté tomenteux de surface, une moite fraîcheur due à l'excrétion et à l'évaporation sudorale insensible, la résistance et l'élasticité du tissu, le ton de chair plutôt mat que vif, sans être terne, et enfin l'uniformité du coloris, sauf sur le visage, où l'*incarnat de la jeunesse* resplendit d'autant mieux, aux yeux du médecin, qu'il se montre sous des nuances plus fondues et moins tranchées. Cette recherche nécessite toutefois de la part du conscrit une petite toilette corporelle qu'on serait bien en droit d'exiger de lui. Il faut, en effet, avoir assisté aux opérations du recrutement pour se faire une idée du degré de malpropreté auquel certains individus peuvent atteindre. Cette négligence, toujours si désagréable aux délicatesses olfactives d'une assemblée digne de tous les respects, rend quelquefois assez difficile la tâche du médecin, qui peut avoir de la peine à démêler, sous la teinte factice des enduits tégumentaires, la coloration naturelle de l'enveloppe cutanée. Les inconvénients qui résultent pour tout le monde, en conseil de révision, de ces nudités offensantes, créent donc l'obligation de quelques soins de propreté à tous les jeunes gens convoqués à la visite.

IX. Le développement du système musculaire, comme indice de force et comme preuve de l'habitude d'action des organes du mouvement, est assurément un signe de grande valeur pour l'admission dans la carrière des armes. Nous n'en ferons point pourtant un caractère tout à fait prédominant de bonne constitution ; car il ne représente qu'un côté de la force réelle, qui, à ce titre, doit plutôt être recherchée dans l'énergie continue de résistance aux causes de destruction. Or, cette complète puissance d'être, produit multiple de la coordination harmonique des éléments constitutifs de l'organisme, unique résultante des forces combinées de la vie, repousse toute idée de prépondérance partielle trop marquée. La force musculaire n'en est pas moins une qualité de premier ordre pour l'homme de guerre. Au milieu des rudes travaux et des situations critiques, dans les circonstances qui exigent un effort décisif, ce n'est pas trop de l'agilité des uns et de la robuste vigueur des autres, pour triompher de l'obstacle et surmonter la difficulté du moment.

Toutefois la faculté individuelle d'action musculaire ne se juge pas seulement au relief plus ou moins accentué des organes qui en sont les instruments, ni au développement de la stature. Et pourtant il importe de bien définir et d'apprécier exactement les degrés de cette puissance d'action, car ils constituent à eux seuls des aptitudes spéciales parmi les hommes admis sous les drapeaux. En vue donc d'une bonne répartition de ces aptitudes dans les armes qui réclament de préférence leur admission, un moyen précis d'estimation et de classement ne serait point sans doute superflu. Les engins de guerre de gros calibres, appelés aujourd'hui à jouer un si grand rôle dans les batailles, exigent, pour leur manœuvre, des bras robustes et des reins solides ; j'en dirai autant des grands travaux d'art militaire dévolus à l'arme du génie. Or, le dynamomètre de Regnier, à l'aide duquel M. Quételet a su établir son tableau comparatif de la force rénale et de la force manuelle, aux différents âges de la vie, répond parfaitement à ce besoin.

Malheureusement, toute vérité qui blesse la routine a peine à faire son chemin, et souvent c'est peu qu'elle soit condamnée à l'impuissance, quand elle a pu échapper au ridicule. En tout cas, nous osons croire que MM. les officiers du recrutement, *exclusivement* chargés de la répartition des jeunes soldats dans les corps de troupes, ne repousseront point, comme une complication inutile, l'emploi fort simple d'un instrument qui donne si facilement la mesure de la force musculaire, l'un des éléments de leur travail de classement.

Cette *courte* vérification, qui n'exige, en somme, qu'un simple effort de pression et de *traction* de la part du sujet mis à l'épreuve, ne pourrait certes pas causer une grande perte de temps en séance de révision, puisqu'elle ne s'appliquerait d'ailleurs qu'au nombre relativement restreint des hommes jugés admissibles dans les armes spéciales. On éviterait de la sorte l'embarras beaucoup plus grand et les dépenses des *changements d'armes*, toujours si nombreux dans le génie et l'artillerie, où l'admission un peu trop hasardée des hommes de recrue introduit forcément une foule d'individus que l'on verse souvent à tort dans les régiments de ligne.

X. Les caractères du sexe offrent, pour leur part, des signes fort importants, sous le rapport de la force constitutionnelle. Ils réclament donc une attention particulière. Un jeune homme parvenu à l'âge de vingt ans doit toujours porter la marque de la puberté, pour être admis à l'honneur de porter les armes ; car, si l'attribut de la virilité est l'indice de la vigueur, il est aussi celui de la vaillance. Cela est si vrai, que le défaut de nubilité est tombé dans le domaine de l'insulte pour désigner l'homme sans courage. C'est que la détente morale, qui fait la *lâcheté*, est souvent l'effet de la détente physique, qui crée *l'impuissance*. Mais, au seul point de vue de la constitution, on peut dire, sans craindre d'être démenti par les faits, qu'un organisme arrêté ou seulement retardé dans son développement, fournit ordinairement le témoignage de sa débilité dans l'état d'enfance de l'appareil génital. Et cependant un certain luxe extérieur d'organisation peut coexister avec l'avortement de la virilité et donner le change sur la valeur réelle de l'individu examiné ; mais, dans ce cas, la conformation générale, visiblement *efféminée*, trahit toujours une *sorte de neutralité sexuelle* et appelle sûrement le regard et le doigt du médecin sur la preuve directe de l'incapacité. Ceci me rappelle le chagrin d'une honorable famille et le désespoir d'un jeune homme dont je fus imprudemment la cause ; un conscrit de bonne maison, unique héritier d'une grande fortune, et, comme tel, bien dûment assuré d'avance contre les chances du sort, voulut un jour recueillir, en séance de révision, le tribut d'admiration qu'il recevait de toutes parts pour sa bonne mine. Mais la grâce et la beauté de la personne n'étaient, sans qu'il le sût, que des qualités d'emprunt faites à un sexe dont il se rapprochait par l'état rudimentaire de la virilité : aussi le triomphe d'entrée en scène de cet Adonis de la contrée fit-il bientôt place, pour lui, à la plus honteuse confusion, quand je déclarai, devant le jury et quelques notables du lieu, le motif bien avéré de son inaptitude au service militaire. Certaines confidences m'ont appris depuis l'effet désastreux de ma déclaration, et me font regretter de n'avoir pas su invoquer, au profit de ce jeune homme, la ressource du *huis-clos*, prescrit, en pareil cas, par l'article 18 de l'instruction ministérielle de 18 mai 1840.

Les faits de cette nature, qui doivent être assez nombreux, commandent donc la plus grande réserve.

La loi ne veut pas, en définitive, que les avantages qui peuvent résulter, pour les alliances matrimoniales, de ce genre de publicité, s'obtiennent au prix de la violation des secrets de famille.

Enfin, un caractère de faiblesse, beaucoup moins absolu cependant que les précédents, est constitué par l'état de *flaccidité* de l'enveloppe tégumentaire des glandes séminales, surtout quand la dilatation des veines des cordons spermatiques (la gauche ordinairement) forme un relief apparent. Cette disposition constitutive de la *cirsocèle*, mieux connue, à tort, sous le nom de *varicocèle*, est à elle seule un motif d'exemption, quand elle est très-prononcée ; mais, à tous les degrés, elle est bien souvent un indice de débilité constitutionnelle dont on retrouve les traces dans l'ensemble de l'organisation. J'ai tant de fois été frappé de cette coïncidence, que je me crois assez fondé à en faire un signe au moins secondaire de la faiblesse de constitution. Le varicocèle, entendu dans le sens vrai ou détourné du mot, coexistant fréquemment avec les varices des jambes, sa présence est, en outre, pour la recherche de celles-ci, une précieuse indication.

XI. Enfin la marque essentielle d'une bonne constitution, le caractère suprême auquel le médecin doit s'attacher, avant et après tout examen de détail, est la régularité d'ensemble des éléments extérieurs de l'organisme, l'*harmonie du tout,* le résumé proportionnel, le signe normal de la forme, comme expression du fond même de la vitalité. Mais comment procéder à cette vérification, en l'absence d'une donnée visible et palpable de rapprochement, d'un modèle à consulter, d'un galbe corporel pouvant servir de terme de comparaison? La connaissance raisonnée des indices de la force et de la santé, ainsi que l'habitude de les séparer et de les réunir dans l'examen d'un grand nombre de sujets, l'analyse exacte des faits et leur coordination synthétique, tels sont les moyens par lesquels on arrive à l'idéalisation d'un type de confrontation, sans lequel il est impossible de juger et de classer sûrement toutes les variétés individuelles d'organisation. L'habileté de l'expert attaché aux conseils de révision est donc le produit de la théorie de l'expérience. Il faut, en effet, pour la vue d'ensemble de la constitution, une sorte de coup d'œil *artistique* qui ne s'acquiert que par une étude préalable et une observation répétée. De là, pour les bons effets du recrutement, la nécessité déjà légalement prévue, mais non suffisamment assurée, d'un choix de médecins façonnés ou au moins spécialement préparés à ce service.

L'admission du soldat est assurément, de toutes les expertises médico-légales dévolues aux médecins militaires, la plus délicate et la plus difficile dans son exécution, comme la plus considérable par ses résultats. Le zèle, le talent, l'habileté professionnelle et les sentiments honorables qui distinguent le corps de santé de l'armée les recommandent tout naturellement pour une mission dont les graves intérêts réclament impérieusement le concours des aptitudes les mieux reconnues des hommes les plus versés dans ce genre de travaux. Il ne suffit pas, en effet, de savoir beaucoup pour porter un jugement prompt et sûr en matière de recrutement ; il faut aussi avoir beaucoup vu et comparé ; il faut surtout posséder *l'art de regarder* qu'une *attention ingénieuse et exercée* peut seule procurer. Cette nécessité d'une expérience préalable appelle, il nous semble, une mesure de préparation qu'il serait facile de réaliser : c'est l'obligation, pour les médecins aides-majors, d'assister aux séances des conseils de révision, partout où il y a lieu de le faire, d'être présents à l'examen *sérieusement* fait des jeunes soldats, lors *des revues de départ*, de pratiquer avec soin dans les corps de troupes, sous la surveillance et la direction des médecins-majors, la visite individuelle des recrues, au fur et à mesure de leur arrivée au régiment, enfin d'être témoins, autant que possible, des opérations de réforme qui ont lieu dans les hôpitaux et devant les commissions départementales. C'est par ce complément pratique d'instruction, par cette observation coutumière des faits particuliers dont l'appréciation revient au jugement des médecins de l'armée, que nos jeunes camarades, déjà si bien dressés par leurs études *spéciales* faites à l'école d'application du Val-de-Grâce, aborderont, sûrs d'eux-mêmes, l'expertise du recrutement militaire, qui produira bientôt entre leurs mains tous les fruits désirables.

Le coup d'œil de l'expert, en ce qui concerne la figure d'ensemble de l'organisation individuelle comme limite constitutionnelle de l'acceptation des hommes de recrue, est donc le résultat de l'éducation visuelle que produit l'habitude de ce genre d'examen. L'*art de regarder* est en cela bien réel. Quoique non formulé didactiquement, il s'exerce peu à peu, à l'insu même de l'observateur, par des moyens méthodiques que l'expérience fait acquérir et que l'on pourrait presque ramener à des règles fixes et usuelles. Mais, pour convertir en théorie les principes de cette investigation, il faudrait d'abord que les divers types d'organisation qui constituent les différents degrés de la constitution fussent représentés uniformément dans l'esprit des médecins par des expressions d'un usage constant et d'une signification précise. Une *échelle constitutionnelle* exprimant, dans les termes le plus généralement usités, les principales nuances de la vigueur physique et de la vitalité propre, serait donc indispensable, comme base d'appréciation. Or, entre la *forte* et la *faible* constitution, les qualifications de *bonne*, *assez bonne* et *médiocre* nous semblent pouvoir fixer le sens des états intermédiaires les plus tranchés. Ces désignations, à l'aide desquelles les médecins-majors des corps de troupe signalent le plus souvent, au registre *ad hoc*, les variétés individuelles observées chez les soldats nouvellement incorporés, nous paraissent suffisantes pour représenter, autant que possible, les différences constitutionnelles. Tout en nous bornant à en conseiller l'emploi, essayons d'établir la valeur normale que nous y attachons.

La *forte constitution* implique évidemment l'idée la plus complète et la plus élevée de la vigueur corporelle et de l'énergie vitale ; elle se dessine en traits accentués de corpulence, d'action respiratoire, de force musculaire ou de puissance nerveuse et de virilité. Cependant, à ce haut degré de l'organisation, la prédominance du tempérament sanguin ou du tempérament nerveux détermine souvent, comme physionomie de force, une configuration en quelque sorte outrée, qui porte atteinte à l'harmonie générale, à l'ordonnance du tout. Le développement et la solidité des pièces du squelette, le relief des masses musculaires ou l'état de sécheresse et de densité fibreuse des plans charnus donnent alors à la conformation un caractère globuleux et massif ou déprimé et anguleux. Mais si, dans ce cas, la forme offre au regard quelque chose d'inégal et de heurté, si la proportionnalité des éléments constitutionnels est troublée, c'est par exagération des signes de la force et de la santé; l'équilibre existe, mais sous des traits chargés ; l'indice de la vigueur est, pour ainsi dire, dépassé en sens inverse des dégradations corporelles qui se remarquent dans les organisations débiles.

Dans la *bonne constitution*, ces caractères disparates s'effacent tout à fait ; le tempérament lymphatique, combiné, dans une juste mesure, aux tempéraments sanguin et nerveux, en adoucit les signes exclusifs, et, de cette fusion bien réglée, résulte une conformation régulière, un accord constitutionnel, image extérieure assez parfaite de la bonne coordination des éléments intimes de la vie. Les contours de la forme et la proportion des diverses parties n'offrent plus d'autre anomalie que celle qui résulte des dissemblances de race ; mais toujours le ton rigoureux et la ferme consistance des chairs, le degré avancé du développement organique et la régularité des manifestations fonctionnelles suffisent à la détermination de cette sorte de constitution.

L'espèce qui vient ensuite se présente sous une figure moins parfaite ou plutôt moins complète, quoique frappée d'analogie. C'est encore, si l'on veut, la bonne constitution, mais amoindrie, ou non parvenue à son développement. Ce qui la distingue de la *médiocre*, c'est l'absence de tout signe de débilité et la perfectibilité des éléments qui la constituent. Organisme en travail d'achèvement et pourvu d'un fonds progressif de vitalité, cette forme constitutionnelle représente un état transitoire dont le terme définitif peut même atteindre au degré le plus élevé de la force. Bon tempérament, conformation régulière, équilibre fonctionnel parfait, vive désinvolture, elle a tout ce qu'il faut pour l'usage d'une existence rude et besogneuse, moins la maturité organique du moment. C'est, à vrai dire, une adolescence vigoureuse et prolongée, qu'il serait bon d'attendre sans doute, mais qu'on accepte, ne pouvant faire mieux, parce qu'elle promet plutôt de se fortifier qu'elle ne fait craindre de s'affaiblir, sous l'influence des excitants dynamiques que l'éducation militaire met en jeu : aussi est-elle commune chez les engagés volontaires, moins fréquente chez les conscrits, et devient-elle rare les hommes de la réserve incorporés tardivement.

La constitution *médiocre*, au contraire, qu'il importe fort de différencier de l'espèce précédente, porte en elle-même la marque d'une dégradation actuelle et de sa dégénérescence future. Ces deux constitutions sont voisines, il est vrai, mais nettement séparées par leurs tendances, car l'une gravite dans le cercle de la force et de la santé, et l'autre penche vers la débilité et la maladie. La dernière est une organisation ordinairement toute faite et, par conséquent, réfractaire; cependant elle peut subsister sans déchéance et même acquérir une certaine force de stabilité, en restant dans la voie des ménagements ; chez elle la santé n'est longtemps qu'une sorte d'*imminence morbide ;* sans cesse menacée et sans cesse assujettie aux précautions, elle se maintient et s'affermit quelquefois, mais toujours en s'abritant. La constitution *médiocre* est donc déjà de la faiblesse : seulement, cette faiblesse est masquée par des signes partiels de force ou plutôt par une apparence de vigueur qui en imposent trop souvent aux jurys de révision. Ce qui la distingue en propre, c'est tantôt le défaut d'harmonie et de proportion de caractères constitutionnels, indice presque certain d'une évolution organique inégale et désordonnée et du vice d'équilibre des fonctions ; tantôt c'est la prédominance lymphatique existant seule ou combinée à une impressionnabilité nerveuse mal contenue par l'élément sanguin, d'où résulte, comme effet de tempérament, la détente du ressort vital, la faiblesse de réaction, l'inertie de résistance ou une excitabilité impuissante et souffreteuse. A cet ordre d'organisation se rapportent les statures disproportionnées, les corpulences massives infiltrées de lymphe et de graisse, les carnations molles, au teint pâle ou trop fleuri, ou bien encore ces natures à demi grêles et très-irritables qui, sous un semblant d'énergie, ont des nerfs pour souffrir et pour se plaindre, bien plus que pour réagir et résister.

Ce que nous avons dit de la forte constitution se retrouve, en sens contraire, dans la *constitution faible*. Ici l'organisme est visiblement réduit, presque avorté dans son développement et déprimé dans ses caractères essentiels ; la charpente est chétive, étroite, élancée ou rabougrie ; les chairs sont maigres, flasques, boursouflées, d'un teint blafard ou violacé ; la forme corporelle est mesquine ou allongée, disgracieuse, irrégulière ; la virilité à peine accusée ; l'action lente et paresseuse ; la sensibilité amoindrie ou déréglée ; la santé toujours vacillante ; la vie enfin est sans ressort et comme frappée d'impuissance.

Ces distinctions faites, ces degrés de la constitution précisés, suivant le sens qu'il nous paraît convenable de leur attribuer, il ne nous reste plus, pour en faciliter la recherche pratique, qu'à exposer aussi brièvement que possible les procédés d'examen que l'expérience nous a appris et les remarques que notre observation nous a fournies à cet égard.

Or, trois choses entrent, il nous semble, comme conditions essentielles, dans les moyens d'exercice de l'examen des conscrits : 1° la convenance du jour sous lequel il se fait; 2° celle du lieu où il se passe ; 3° la justesse du coup d'œil de celui qui le pratique.

Le jour doit être *franc*, c'est-à-dire pur de teintes factices et communiquées, exempt, autant que possible, de reflets de voisinage, de réverbération trop vive de lumière, et dirigé en plein sur l'individu à examiner. Les fenêtres qui lui donnent accès n'ont besoin d'être défendues contre l'insolation directe ou l'indiscrétion extérieure que par de simples rideaux blancs, ou par un léger badigeonnage des vitres. Les tentures éclatantes et bariolées qui garnissent souvent ces ouvertures et les draperies aux couleurs vives qui les encadrent, devraient être interdites dans les salles de séance de révision ; car, faisant l'office d'écrans plus ou moins opaques et colorés, elles obscurcissent ou faussent la lumière naturelle et répandent des nuances douteuses sur les chairs découvertes des hommes soumis à la visite. Il faut donc, quand elles existent, tenir compte de leurs effets. Mais il faut aussi faire la part du plus ou moins d'obscurité des fonds sur lesquels se détache, dans le faisceau lumineux qui le frappe, le sujet que l'on examine, ce contraste pouvant donner lieu à un accroissement apparent des dimensions corporelles, en produisant, dans une certaine limite, l'illusion d'optique connue sous le nom d'image *par irradiation*. L'*incidence* de la lumière n'est point non plus tout à fait indifférente pour les résultats de l'appréciation. Il ne suffit pas, pour bien voir, de regarder sous un jour direct ; certaines tares partielles, les varices, par exemple, apparaissent mieux sous un jour oblique, car le relief souvent peu distinct des cordons veineux se dessine alors plus vivement par l'effet des ombres qu'il projette.

Le plus ou moins d'étendue des locaux où la visite a lieu et leurs dispositions intérieures exercent, pour leur part, sur l'expertise du recrutement une influence qu'on ne peut mettre en doute. L'œil jugeant par comparaison, l'estimation de la grandeur des choses est, quoi que l'on fasse, subordonnée aux dimensions des objets voisins et des surfaces ambiantes. Il importe donc d'être en garde contre l'effet des salles basses et étroites, qui donnent toujours plus d'apparence corporelle, et de se rappeler que les locaux spacieux et nus agissent en sens contraire.

Enfin, la justesse de vue de l'expert peut être rapportée à quelques règles usuelles et demande à être prémunie contre certaines illusions résultant de l'exercice visuel lui-même. Et d'abord, il importe que le premier coup d'œil sur l'individu à examiner s'exerce d'un peu loin, car c'est un coup d'œil d'ensemble ou de *perspective*.

Mais, si la conformation, si la proportion des parties ne peuvent être justement appréciées qu'au delà des limites de la vue *distincte* des mêmes détails, ceux-ci, d'autre part, ne doivent être examinés que de près, c'est-à-dire au point même de cette vue distincte. Mais il est bon surtout que la faculté d'adaptation de l'œil à toutes les distances soit employée à bien saisir les données générales de la forme. Il est donc utile que le conscrit s'avance lentement sous le regard de l'expert, qui fera bien de l'arrêter du geste, pendant quelques instants, à la distance dont sa vue s'accommode le mieux pour parfaire le premier jugement d'ensemble. Je dis *premier* jugement, car il en est un de même genre qui ne doit jamais être négligé et qui se pratique de même : c'est celui qui suit la vérité de détail et termine l'examen. Toutes ces précautions ne sont pas superflues, car elles seules peuvent triompher des causes d'erreur auxquelles l'œil est exposé. Parmi elles, il en est une qui se présente fréquemment et contre laquelle on ne saurait trop se mettre en garde : c'est celle que je nommerai l'*influence de la série*. Qu'au début ou dans le cours d'une séance de révision, un certain nombre d'hommes très-faibles viennent à se succéder sous les yeux du médecin et qu'après eux se présente un individu de constitution *médiocre*, le jugement de l'expert, dérouté par le contraste de l'organisation du nouveau venu avec celle des sujets précédents, pourra bien alors se prononcer dans le sens de l'acceptation. Enfin l'erreur contraire pourra résulter des conditions opposées et faire ainsi refuser des hommes doués d'une *assez bonne* constitution.

Ces considérations, auxquelles nous croyons devoir nous borner, prouvent donc que, pour bien juger la constitution, et pour pratiquer sûrement l'expertise du recrutement, il y a un *art* bien réel de *regarder* qui n'attend plus pour s'exercer avec perfection que des règles précises, celles que nous venons de passer en revue n'étant que de simples indications.

Conclusions. — Sans prétendre avoir mis complétement en lumière, dans cette étude, les traits sous lesquels se dessinent l'aptitude et l'incapacité militaire, nous croyons avoir au moins démontré les défectuosités les plus saillantes de l'expertise médicale actuelle du recrutement et indiqué les moyens de perfectionnement qu'elle réclame. Dans ce but, nous avons cherché à débrouiller le sens vague du mot *constitution*, dont la chose nous semble constituer le fond du recrutement lui-même. Les qualifications *légales* de *bonne* et de *faible* constitution, appliquées seulement à deux états principaux de l'organisation, nous paraissent tout à fait insuffisantes pour asseoir et diriger l'acceptation ou le refus des hommes. Nous avons donc jugé nécessaire, en vue du meilleur choix possible de soldats, d'introduire, entre ces deux limites, deux désignations d'un usage vulgaire, destinées à représenter les degrés constitutionnels intermédiaires qu'il est possible de constater. Mais nous demandons, pour cette constatation, l'emploi, déjà tant de fois réclamé, des *moyens précis d'estimation* dont l'avantage pratique est scientifiquement consacré.

Cependant, après avoir fait ressortir plus d'une fois dans ce travail le mode vicieux de la répartition actuelle des contingents entre les populations, ainsi que les causes du déficit que l'armée éprouve, par suite des acceptations hasardées, il nous reste à indiquer, en quelques mots, le remède à ces abus. Or, il nous semble que la première disposition à prendre, je dirai même la *seule,* puisque toutes les autres en dépendent, serait de commencer les opérations du recrutement par la *visite médicale* de *tous* les jeunes gens inscrits sur les listes cantonales. Cette mesure, indiquée déjà par M. Boudin (1), comme pouvant réaliser tous les *desirata* qui résultent du fonctionnement actuel de la loi, serait en outre une ressource précieuse pour la statistique générale de la France. La mise en œuvre de cette disposition permet seule d'ailleurs l'application des autres moyens destinés au redressement des abus existants. Comment, en effet, sans avoir procédé, d'abord dans tous les cantons, à ce bilan d'une même génération, serait-il possible d'attribuer à chacun d'eux, proportionnellement à la moyenne des tailles, le niveau légal de la stature? Comment aussi déterminer le chiffre des soldats qu'il doit fournir en proportion du nombre total

(1) *Traité de géographie et de statistique médicales*, t. II, p. 241.

des jeunes gens reconnus aptes au service militaire ? Ne faut-il pas, d'ailleurs, pour l'établissement de la liste cantonale de *validité*, que la contre-épreuve d'expertise médicale réservée aux cas douteux ait eu le temps de se faire régulièrement ? Toutes ces mesures, que nous proposons dans l'intérêt de l'armée et du Trésor, et pour la répartition équitable du contingent, ne sont donc réellement applicables que par la mise en œuvre de la première. Quant à leur *exécution*, nous la jugeons facile ; et si nous gardons le silence sur les moyens de réalisation qu'elle réclame, c'est uniquement pour ne pas aborder des questions administratives qui échappent à notre compétence.

FIN.

www.ingramcontent.com/pod-product-compliance
Ingram Content Group UK Ltd.
Pitfield, Milton Keynes, MK11 3LW, UK
UKHW022149190726
13855UKWH00004B/1415

9 782013 461467